CONTRIBUTION

A LA PATHOGÉNIE ET A LA THÉRAPEUTIQUE

DE LA DIPHTHÉRIE

Par le Docteur MALICHECQ (O. I.)

MÉDECIN DES ÉPIDÉMIES

CHIRURGIEN DE L'HOPITAL DE MONT-DE-MARSAN

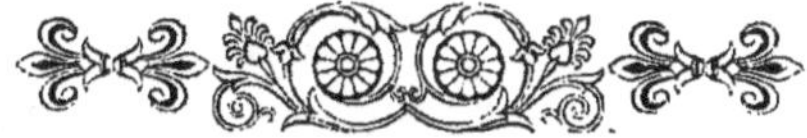

MONT-DE-MARSAN

Imprimerie Typographique A. DUPEYRON

8, rue de l'Hôpital, 8.

—

1894

CONTRIBUTION

A LA PATHOGÉNIE ET A LA THÉRAPEUTIQUE

DE LA DIPHTHÉRIE

Par le Docteur **MALICHECQ** (O. I.)

MÉDECIN DES ÉPIDÉMIES

CHIRURGIEN DE L'HOPITAL DE MONT-DE-MARSAN

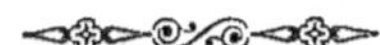

En 1879-1891 et 1892, j'ai publié sous formes de monographies des considérations sur la pathogénie et la thérapeutique de la diphthérie épidémique, endémique ou sporadique.

De Septembre 1892 à Juin 1894, j'ai poursuivi, au même point de vue, l'étude clinique de cette maladie contagieuse. Ce sont les résultats de cette étude que je vais exposer tout simplement.

Voici le tableau synoptique des cas de diphthérie observés dans ce laps de temps.

MALADES ATTEINTS................ 29

Hommes....................	11	
Femmes....................	6	29 guéris.
Enfants (jusqu'à 12 ans).....	12	

Salles militaires de l'hôpital, soldats de la caserne.

MALADES........................ 20

Guéris..................	17	20
Morts..................	3	

Par le nombre et la durée du temps qu'ils ont mis à se produire, les cas d'angine diphthériques qui figurent dans cette statistique, ne constituent pas une de ces grandes épidémies que nous avons eu à observer, mais plutôt une endémie circonscrite dans l'agglomération urbaine de Mont-de-Marsan et la banlieue, où se sont manifestés des cas véritablement sporadiques, c'est-à-dire sans lien de contamination appréciable. Ces cas, soit dit en passant, sont même nombreux.

A part les militaires, tous les autres malades du tableau synoptique ont été suivis et traités par moi depuis le mois de Septembre 1892 jusqu'à ce jour. Tous ont eu l'angine diphthérique avec fausses membranes bien organisées par plaques plus ou moins étendues. Dans un rapide examen analytique je ne veux m'arrêter que sur quelques malades offrant un intérêt particulier au point de vue pathogénique et thérapeutique de la diphthérie.

Ce sont d'abord deux industriels de cette ville, Constant Lac... et Louis Per..., 34 et 40 ans, atteints, l'un en Mars 1893 l'autre en Avril 1894, d'angine diphthérique avec fièvre intense et fausses membranes adhérentes sur les amygdales, et guéris tous les deux par trois cautérisations au sel lunaire, gargarismes fortement alunés, jus de citron et potion concentrée de chlorate de potasse par cuillerées ; dans trois à quatre jours, plus trace de fausses membranes, et guérison complète à pouvoir reprendre le travail le sixième ou le septième jour. — Sur Louis Per..., je dois noter un fait qui se présente souvent ; à la première visite de ce malade je ne constate qu'une inflammation intense de la gorge existant depuis la veille sans moindre trace de diphthérie ; le lendemain, troisième jour, à ma visite je suis frappé de l'apparition brusque de plaques diphthériques bien organisées. Je reviendrai sur ce fait.

L'observation suivante se rapproche de ce dernier cas.

Louise Leg..., 11 ans, est atteinte de diphtérie en Février 1894 ; à ma première visite, je constate que la muqueuse gutturale est très enflammée depuis la veille avec fièvre intense et dysphagie sans aucune trace de membranes diphthériques ; le lendemain troisième jour, ce que j'appréhendais arriva, c'est-à-dire la manifestation de fausses membranes épaisses, couvrant déjà preque toute la surface des amygdales avec persistance de la fièvre et engorgement douloureux des ganglions sous maxillaires : à l'aide de trois cautérisations méthodiques, de la potion concentrée de chlorate de potasse 5 p. 100, du gargarisme aluné à 4 p. 100 et des attouchements au jus de citron, fièvre, pseudo membranes disparaissent et en huit jours guérison complète.

Chez la fille Laure Leg..., comme chez Louis Per..., cité plus haut, la constatation de l'inflammation de la muqueuse gutturale avant toute manifestation diphtérique a une importance majeure au point de vue du processus de la diphthérie et de la prophylaxie pour échapper à la maladie.

Parmi les faits rigoureusement observés et offrant un intérêt particulier à raison du jeune âge, j'éprouve le besoin de citer

encore le cas de deux enfants, une fille de trois ans et un garçon
de 28 mois.

La petite fille, Miss James (Mars 1893), présente à mon examen de l'inflammation gutturale sans aphonie, mais avec plaques diphthériques couvrant toute l'étendue des deux amygdales : deux cautérisations au sel lunaire sur l'amygdale gauche, trois sur l'amygdale droite, potion concentrée de chlorate de potasse et frottements réitérés avec alun calciné ou jus de citron : le quatrième jour plus de fausses membranes et guérison bien assurée.

Le petit garçon, Robert Clasq..., (Mai 1893), est présenté à ma première visite avec fièvre intense, une angine diphthérique grave, sans toux, mais avec enrouement bien prononcé, fausses membranes sur les deux amygdales, ayant résisté pendant trois jours à l'emploi de la mixture de glycérine phéniquée et camphrée, qui est mise de côté ; recours à trois cautérisations des deux amygdales diphthérisées, vomissements à deux fois avec ipéca à raison de l'enrouement, vaporisations térébenthinées, frottements des points malades avec jus de citron ou de l'alun calciné, potion concentrée de chlorate de potasse, sirop de quinquina, lait et bouillon : au troisième jour de ce traitement, la fièvre tombe, l'appétit revient ; au huitième jour, guérison tout à fait assurée. — La bonne de cet enfant avait eu, 15 jours auparavant, une angine couenneuse que j'avais soignée et guérie.

Je ne pousse pas plus loin la citation d'autres cas guéris par le même traitement.

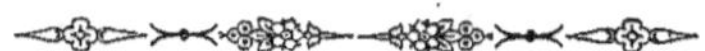

Pathogénie et processus de la Diphthérie

Je ne veux pas rééditer ici ce que j'ai déjà exposé sur la genèse et le processus diphthériques dans mes rapports adressés à l'Académie de médecine en 1879, 1891 et 1892, et que mes nouvelles observations ne font que confirmer. Cependant pour mieux être fixé encore sur la prophylaxie et la thérapeutique de la diphthérie, je crois devoir y revenir très sommairement.

Un fait d'observation à noter, c'est que pendant le cours des grandes épidémies ou des endémies diphthériques on constate toujours et simultanément dans le même milieu, dans une même famille, de nombreuses angines simples sans trace de diphthérie et des angines diphthérisées. En tant qu'inflammations les unes et les autres naissent des influences extérieures de l'ordre météorologique. La diphthérie ne peut engendrer que la diphthérie par la raison que la même cause doit produire les mêmes effets, comme les principes varioleux et scarlatineux ne peuvent faire naître que la variole et la scarlatine. Le microbe diphthérique n'est qu'un parasite, il n'est pas la cause de l'inflammation gutturale, il vient, par l'air qui lui sert de véhicule, la compliquer, l'aggraver. En un mot pour les angines qui se diphthérisent, c'est la question de *réceptivité* pour *le sujet*, de choix de *terrain* pour le *microbe*.

Dans les cas d'angine couenneuse sporadique, que se passe-t-il ? J'éprouve le besoin de rappeler les deux cas cités plus haut, Laure Leg... et Louis Per..., qui restèrent deux jours avec fièvre et vive inflammation de toute la gorge sans moindre trace de diphthérie, lorsque le troisième jour les fausses membranes vinrent couvrir les amygdales ; ce qui permet encore ici de conclure que l'inflammation gutturale a également préexisté, et que le microbe se rencontrant dans l'air, qui lui sert de véhicule, est arrivé à se greffer et à se développer sur la muqueuse enflammée, sur celle des amygdales de préférence.

Au résumé, tant pour les grandes épidémies que pour les endémies et les cas sporadiques de diphthérie, toutes les angines comme inflammations proviennent d'abord d'influences extérieures météorologiques, qu'ensuite les unes se diphthérisent et que les autres restent réfractaires au parasite diphthérogène. Ces notions ont une haute importance pour la prophylaxie et le traitement.

Avant même les dernières grandes découvertes de notre illustre Pasteur, dans un rapport imprimé (Février 1879), adressé à l'Académie de médecine et se rattachant à une épidémie très grave à Arx (Landes), en 1878, sans avoir la moindre connaissance bactériologique j'émettais sur l'évolution de la diphthérie les conclusions suivantes :

1° L'angine couenneuse, ou la diphthérie en général, n'est primitivement qu'une maladie locale ;

2° Elle ne devient grave que par son extension ou par une espèce de septicémie ;

3° L'état inflammatoire d'une muqueuse exposée à l'air ou de la peau dénudée (exutoires, écorchures), est la base de la diphthérie ou formation de pseudo-membranes ;

4° Deux ordres de causes concourent au développement de l'angine couenneuse épidémique ou sporadique ;

5° En tant qu'inflammation simple et primitive l'angine procède des influences extérieures ;

6° Sur cette inflammation simple vient se greffer la diphthérie par l'action directe d'un germe tenu en suspension dans l'atmosphère des foyers épidémiques, ou qui peut se rencontrer dans des conditions particulières de l'air quand la maladie est sporadique ;

7° La prophylaxie consiste à éviter les influences extérieures météorologiques et à se soustraire à l'action de tout foyer contagieux ;

8° Quant au traitement curatif, il doit être avant tout local et abortif, puis général, tonique et antiseptique.

En 1878 et 1879 cette évolution de la diphthérie ainsi résumée avec toutes ses conséquences pratiques, n'était pas chez moi une doctrine imaginaire, mais bien l'expression de l'observation clinique la plus rigoureuse.

Dix ans plus tard (*Annales de l'Institut Pasteur,* *1888*), les travaux remarquables de MM. Roux et Yersin, faits dans le laboratoire de leur illustre Maître, les ont conduit, en quelque sorte, aux mêmes conclusions que voici :

1° La diphthérie est due à un microbe (bacille de Klebs), et, seul, il est l'agent pathogène de la maladie ; 2° il ne pullule pas dans les organes des personnes atteintes, on ne le trouve que dans les fausses membranes ; 3° il y élabore un poison très actif ; 4° il ne se développe que sur une muqueuse enflammée ou dépourvue de son épithélium.

Mes observations me permettent d'ajouter que le bacille diphthérogène ne m'a jamais paru se développer que sur les muqueuses enflammées ou la peau dénudée, accessibles à l'air, ce qui en ferait un microbe aërobie.

On pourrait croire que parmi les micro organismes ou microbes, il s'en trouvait de nature animale, comme les acarus et autres parasites microscopiques et contagieux.

Ils paraissent, d'après les bactériologistes, se rattacher à la nature végétale, relégués à l'extrême limite du règne végétal. Suivant Talamon, le microbe de la diphthérie se relierait à la famille des champignons.

D'après certains observateurs, le bacillium diphthéricum ne serait pas exclusivement propre à l'espèce humaine. On lui donne une origine aviaire, on l'a observé sur les gallinacées, les pigeons, etc. Si la diphthérie a de pareilles origines, il faut admettre en dehors de nous d'autres générateurs ou propagateurs du principe contagieux, dont l'air servirait presque toujours de véhicule.

Thérapeutique

La nature et la marche de la diphthérie, éclairées d'un jour nouveau par la découverte du micro-organisme pathogène, ont mis depuis quelques années la prophylaxie et la thérapeutique de la maladie sur une voie plus rationnelle et plus sûre.

De tout temps, avant même Bretonneau et Trousseau, une indication majeure s'imposait, et aujourd'hui plus que jamais elle se commande, c'est celle d'attaquer énergiquement la maladie à son point de naissance, dans son siège, afin de la circonscrire et de l'anéantir sur place, condition *sine quâ non*, pour arracher le malade à une mort presque toujours certaine. On ne se fait pas une idée de la multiplicité des remèdes qui depuis 40 ans ont été employés contre la diphthérie, contre sa manifestation la plus commune, l'angine couenneuse. On a largement puisé dans les corps élémentaires minéraux et leurs composés, acides, oxydes ou sels, ainsi que dans divers produits dérivés du régime végétal et même du règne animal. Pour combattre les maladies le grand nombre de remèdes est en général un indice de pauvreté ou d'impuissance. Nous avons le droit de l'espérer, il n'en sera pas ainsi pour le traitement de la diphthérie, aujourd'hui qu'elle est mieux connue dans sa nature et son évolution. C'est d'une sévère sélection, basée sur l'expérience et l'observation clinique, que doivent découler le meilleur choix des remèdes et les méthodes thérapeutiques les plus sûres.

La diphthérie est depuis longtemps pour nous une maladie locale, les fausses membranes qui la caractérisent ne sont un danger direct ou immédiat qu'en envahissant le larynx, mais que les bacilles, qui les font naître, y produisent des toxines virulentes, entraînant par résorption une septicémie le plus souvent mortelle.

Le problème thérapeutique se réduit donc à détruire la fausse membrane, c'est-à-dire le laboratoire d'où les microbes lancent dans la circulation les toxines léthifères, avant que celles ci aient pénétré dans l'économie à dose suffisante pour entraîner la mort : c'est l'affaire du traitement local. Et comme cette dose doit évidemment varier avec la résistance du sujet, il faut en même temps s'efforcer d'augmenter cette résistance : c'est le traitement général.

A ce point de vue la thérapeutique comporte les indications suivantes :

1° Mortification ou désorganisation de la fausse membrane ;

2° Stérilisat'on du terrain avoisinant et du siège de la maladie lui-même ;

3° Réconfortation de l'état général pour prévenir ou combattre l'intoxication.

Depuis plus de 20 ans, pour combattre et guérir l'angine diphtérique, dans la foule des remèdes préconisés, j'ai arrêté mon choix, et je mets en première ligne le nitrate d'argent solide ou en solution concentrée (1 gr. sur 2 gr. d'eau distillée), en lui associant quelques adjuvants d'une action secondaire mais très utile. Pour arriver à la destruction de la fausse membrane, j'avais employé d'autres agents, tels que le perchlorure de fer, la teinture d'iode, l'acide chlorhydrique, la créosote, etc. J'en ai vu employer beaucoup de nouveaux venus. Aucun ne m'a encore présenté une action aussi sûre que prompte pour enrayer la marche de la maladie. Mais le nitrate d'argent ne peut être manié que par le médecin lui-même. Il est tout à la fois non-seulement un microbicide puissant, un énergique destructeur d'un foyer morbide infectant, mais encore un agent précieux de substitution, le plus propre à vite modifier l'état phlegmasique de la muqueuse qui sert de substratum au développement du parasite infectieux. C'est en réunissant toutes ces qualités qu'il agit efficacement contre d'autres maladies infectieuses, telles que les ophtalmies purulentes. Parfois l'action du caustique peut, chez un jeune enfant ou un sujet indocile dépasser les limites de la pseudo-membrane, on constate alors sur la muqueuse touchée involontairement une teinte blanchâtre très superficielle qui peut faire illusion, mais qui disparaît dès le lendemain ; le processus diphtérique, ce qui arrive rarement, viendrait-il à s'étendre, l'observation attentive m'a toujours démontré que c'est par sa propre impulsion à l'encontre du remède. Sur ce point, tout ce qu'on a dit et répété, bien propre à discréditer cet agent précieux, ne m'est jamais arrivé dans ma longue pratique contre l'affection diphthérique. Je cautérise la fausse membrane et les points blancs suspects une fois par jour, deux fois dans les cas bien graves. En moyenne, deux ou trois cautérisations suffisent, et au deuxième ou troisième jour au plus tard, je vois le développement des fausses membranes arrêté et l'inflammation gutturale bien atténuée et très favorablement modifiée.

Comme il importe de détruire au plus vite un foyer d'infection très pernicieux, à la cautérisation du sel lunaire, qui est la base du traitement, il faut associer l'action de quelques adjuvants pour mieux assurer la guérison. J'ai fait choix du jus de citron pur, de l'alun calciné, du chlorate de potasse, de l'essence de térébenthine. Ce sont là des agents précieux de stérilisation du terrain avoisinant la fausse membrane, mais ils ont d'autres qualités très appréciables. Les deux premiers servent à frotter vivement la muqueuse diphtérisée, pour faciliter la chûte de la pseudo-membrane ; l'alun peut encore s'utiliser en gargarisme concentré chez les malades qui savent gargariser. Le chlorate de potasse en potion saturée, l'essence de térébenthine sous forme de vapeurs, sont absorbés et agissent très heureusement chez les enfants, si difficiles à soigner, en passant sur le siège de la maladie Ces quatre adjuvants ont une réelle valeur. Les expériences *in vitro* ont du reste prouvé qu'ils détruisent les bacilles dans les cultures diphtériques. Ils constituent toujours d'utiles auxiliaires pour aider le sel lunaire à détruire la fausse membrane et à anéantir la colonie microbienne. Autres mérites : ils n'ont aucune action nocive, ils sont partout, et pour tous, d'un emploi facile par n'importe qui. On peut bien leur trouver des succédanés, mais difficilement des équivalents.

Le traitement sommaire que je viens de présenter, s'applique à tous les cas d'angine diphthérique. Chez les petits enfants, quand c'est nécessaire, il faut d'abord user de contrainte, ils deviennent ensuite plus dociles. Je n'en ai eu aucun atteint de croup. En pareil cas, pour éviter les dangers de la trachéotomie, j'ai indiqué dans mes précédents rapports sur la diphtérie, la méthode curative, qui m'a donné de véritables succès.

Le régime, nous l'avons dit, doit être réconfortant et tonique pour tous les malades, autant que le permet l'état des voies digestives, afin d'augmenter leur résistance au mal et surtout à l'action délétère des toxines de la diphtérie. Chez les enfants, pour aliments : lait et bouillon ; pour boissons : eau vineuse ou eau sucrée additionnée de quelques gouttes de perchlorure de fer comme astringente et tonique.

Dans moins de deux ans, jusqu'à ce jour, j'ai soigné et soumis au même traitement 29 cas d'angine diphtérique comprenant, ainsi que l'indique la statistique, 11 hommes, 6 femmes et 12 enfants, total : 29

Au point de vue de *l'intensité* et du *pronostic* de la maladie, je les classe ainsi : 1° un petit nombre très graves ; 2° pour la plupart, assez graves ; 3° pour quelques-uns, peu graves.

Tous sont parfaitement guéris sans accidents consécutifs, à part deux amygdalites suppurées, un léger degré d'asthenopie chez la jeune Laure Leg.. , que j'ai citée plus haut, et un peu de dysphagie chez deux ou trois malades Tous, il faut le dire, ont été traités dès le début de l'affection. ..

La *durée* de la maladie, point digne d'attention, a été de 5 à 9 jours. Des adultes, ainsi que j'en ai fait mention, gravement diphtérisés de la gorge, ont pu reprendre leurs occupations après 8 à 9 jours de soins.

Médecin des épidémies, j'ai visité dans le temps de vastes foyers infectieux d'angine couenneuse avec grande mortalité, et après 45 ans de pratique, il est difficile de se faire illusion et de croire à un traitement infaillible ; cependant, depuis plusieurs années, à Mont-de-Marsan et dans la banlieue, où la diphtérie s'observe presque à l'état endémique, je dois déclarer que tous les malades atteints à la gorge de cette affection, soignés par moi et soumis à la médication dont j'ai fait choix et rigoureusement exécutée en tous points. sont guéris Il faut même avouer qu'en présence d'un cas d'angine grave. je n'oserais encore lui substituer une autre médication. Aussi, comprend-t-on qu'on reste attaché et fidèle à une thérapeutique éprouvée, en attendant qu'on arrive à une méthode curative plus prompte et plus sûre.

Au bas du tableau de la statistique, il est fait mention de vingt soldats atteints tous d'angine diphtérique grave, venus de la caserne dans les salles militaires de notre hôpital. Attaché au service des malades civils de l'établissement, j'ai pu suivre les effets du traitement auquel ils ont été soumis par leur médecin-major.

Ces cas de diphtérie se sont manifestés de septembre 1892 à juin 1894. Dans ce laps de temps on voyait, comme d'habitude, se produire tout à la fois, à la caserne, des angines simples, bénignes et des angines diphtériques.

Le premier atteint, sans avoir été précédé ni suivi d'aucun autre cas de diphthérie, entra à l'hôpital au milieu de septembre 1892 et y succomba à la fin de ce mois.

De mai à juillet 1893 sont entrés à l'hôpital 11 nouveaux cas de diphthérie, dont 9 guéris et 2 morts.

Pour ces douze premiers malades, le traitement qui a été suivi consistait dans l'emploi d'une mixture à la glycérine phéniquée et camphrée (formule du docteur Rutinel), en pulvérisations phéniquées et en lavages boriqués, le tout souvent renouvelé.

Je passe à une autre série de huit autres diphthériques, les derniers survenus de fin mars à juin 1894, dout six venaient de la caserne et deux qui avaient été atteints dans les salles.

Le traitement de cette série a eu lieu dans une petite salle isolée et a consisté dans l'usage, par frottements réitérés, d'une mixture d'acide phénique et d'acide sulforicinique, dans la proportion de 30 à 100, de vaporisations continues d'eau phéniquée et de lavages fréquents d'eau boriquée. Ce traitement était très exactement suivi par le médecin-major, le docteur Chopinet. Grâce à l'amabilité de cet excellent confrère, j'ai pu encore observer à loisir ces huit diphthériques, qu'il a soignés avec un zèle et un dévouement bien louables Aucun n'a succombé à la cruelle maladie.

Pour tous les militaires des deux séries, le traitement a été long, de 18 jours à 1 mois. A la fin de la cure, ils se trouvaient débilités au point qu'il a été nécessaire de leur octroyer des congés de convalescence de 1 à 2 mois.

Dans notre hôpital, j'ai pu ainsi observer de près les résultats obtenus par la médication phéniquée qui, aujourd'hui, est généralement employée contre la diphthérie, et de les rapprocher de ceux que peut procurer la méthode curative, basée sur l'action caustique du nitrate d'argent, aidée de quelques adjuvants, méthode dont personne n'est l'inventeur, et qui appartient à tout le monde depuis bien longtemps.

Dans la première, l'agent principal est l'acide phénique, dans l'autre c'est le sel lunaire, qui ne peut être bien manié que par le médecin lui-même, se trouvant toujours dans sa poche. Tous les deux sont caustiques et ont pour but de détruire, avec la fausse membrane, une colonie infectante de microbes, et d'amener l'asepsie du siège de la maladie.

L'acide phénique arrête bien la marche de la diphthérie, mais n'use que très lentement la pseudo-membrane sans la faire détacher, en entretenant une vive irritation de la muqueuse, qui souvent à la place des plaques diphthériques, des amygdales surtout, présente des aspérités et des anfractuosités douloureuses pour la déglutition.

L'action caustique du nitrate d'argent amène la chute et la disparition des fausses membranes très rapidement, en 3, 4 ou 5 jours, et l'inflammation gutturale s'améliore et s'efface tout aussi vite.

Ainsi, avec la médication phéniquée, guérison à peu près certaine, mais traitement fort long.

Avec la médication au nitrate d'argent et certains adjuvants, guérison plus sûre et traitement bien plus court.

Voilà des conclusions déduites d'observations faites, pour le moins, avec entière bonne foi et sincérité absolue.

Juin 1894

N. B. — J'avais déjà écrit cette nouvelle étude sur la pathogénie et la thérapeutique de la diphthérie, lorsque le 1er juillet 1894. je suis appelé, comme médecin des épidémies. dans la commune d'Uchacq. à 7 kil. de Mont de Marsan, à l'occasion d'angines diphthériques qui sévissaient dans un petit hameau.

Disons d'abord que là aussi existaient en même temps des *angines simples, bénignes,* sans se diphthériser.

C'est en mai et juin que la diphthérie s'est montrée dans huit familles ; et l'on attribuait le transport du germe contagieux à l'arrivée, dans une de ces familles, d'un garçon venant de Mont-de-Marsan.

Sur 11 cas d'angine diphtérique, il y a eu 2 femmes et 9 enfants, garçons et filles, dont le plus âgé, 13 ans, et le plus jeune, 2 ans. — 8 sont guéris, 3 morts : 1 femme de 31 ans, 1 garçon de 13 ans et une fille de 5 ans.

Depuis ma visite sur les lieux, il n'y a pas eu de recrudescence de la maladie.

La médication employée a consisté dans l'usage de la mixture à la glycérine phéniquée et camphrée, et de l'eau boriquée.

Les moyens d'assainissement et de désinfection les plus pratiques à la campagne et que nous avons conseillés, sont : l'aération, les lavages à l'eau bouillante, à l'eau au sublimé, les vaporisations sulfureuses, le lait de chaux.

ÉPIDÉMIE D'OREILLONS

A la caserne de Mont-de-Marsan de Décembre 1893 à Avril 1894

———

Voici tout simplement les résultats assez intéressants que je dois à l'obligeance de M. le docteur Chopinet, médecin-major, attaché à l'hôpital civil et militaire de Mont-de-Marsan :

Militaires atteints........ 150

— guéris... 150

Simultanément ou successivement les oreillons ont été bilaté raux, dans le rapport de 8 à 10.

COMPLICATIONS

Otite moyenne suppurée... 3 fois.

Conjonctivite............. 2 fois.

Orchite ourlenne......... 37 fois. 30 cas simples. — 7 cas d'orchite bilatérale.

Atrophie consécutive des tes-
ticules................. 18 fois, constatée le 1er mai, vers le 12e et 19e jour après la sortie de l'hôpital.

Dans le même temps, quelques cas d'oreillons se sont mani-festés en ville. De trois cas que j'ai eu à soigner, un s'est montré, fait digne d'être noté, sur une dame de 70 ans, de forte consti-tution.

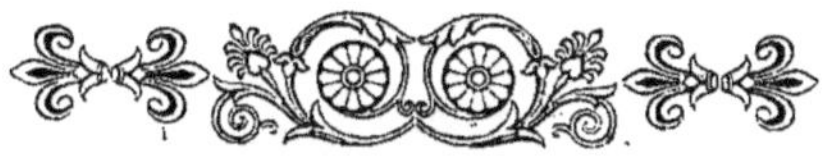